Dr E. DAVID

Médecin consultant à Salies-de-Béarn.
Professeur à l'École de Médecine et de Pharmacie
de Limoges.
Lauréat de l'Académie de Médecine.

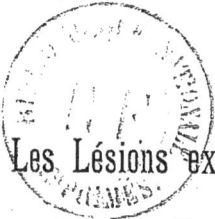

Les Lésions expérimentales du Système nerveux sympathique influent-elles sur la pénétration de la toxine diphtérique et sur la résistance organique ?

Mémoire couronné par l'Académie de Médecine
Prix Pourat 1903

LIMOGES
Ducourtieux et Gout
Imprimeurs

Les Lésions expérimentales du Système nerveux sympathique influent-elles sur la pénétration de la toxine diphtérique et sur la résistance organique ?

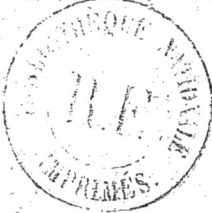

I

Exposé et idées directrices du travail présenté

Nous connaissons aujourd'hui par de multiples travaux dont nous ne ferons point la citation, qui serait oiseuse, le mécanisme de l'infection. La pénétration de l'agent microbien dans l'être humain, la défense organique ont été successivement découvertes et approfondies ; on a su assigner à chacune le rôle et l'importance qui lui revenait.

De cet ensemble de faits nous ne retiendrons que l'action du système vaso-moteur dans la défense organique. Les expériences multiples pour élucider ce mécanisme sont à la fois résumées et définies dans cette phrase de Charrin : « Les actions vaso-motrices sont de première impor-
» tance : avec des capillaires élargis, dilatés, les plasmas, les humeurs
» germicides, les cellules, les leucocytes phagocytaires sortent plus aisé-
» ment ; avec des capillaires rétrécis, contractés, les moyens de défense
» sont réduits, la protection est moins efficace. »

Les œdèmes, congestions, hémorragies qui accompagnent les diverses infections sont sous la dépendance du système nerveux et d'autres faits expérimentaux ou cliniques sont venus démontrer l'importance de cette intervention nerveuse ; c'est Charrin, constatant que la section du sciatique chez le cobaye favorisait l'infection par le bacille pyocyanique inoculé dans le territoire lésé ; c'est Babinski étudiant les troubles paralytiques chez les animaux frappés par la diphtérie et pratiquant le premier l'examen histologique des troncs nerveux; c'est Bourla signalant la virulence particulière du pneumocoque dans certaines formes de congestion passive; ce sont enfin des faits cliniques multiples établissant la fréquence des pneumonies chez les individus porteurs de foyers encéphaliques, et celle de la tuberculose chez les malades atteints d'affections cérébro-spinales.

Nous avons voulu intervertir les rôles dans nos expériences : au lieu de suivre les lésions causées par les toxines sur le système nerveux, nous désirions savoir si au contraire les lésions de ces mêmes nerfs n'influeraient pas sur la pénétration de ces toxines ou sur la réaction organique. Il est admis que les lésions nerveuses « affaiblissent la nutrition des éléments anatomiques, font varier les conditions physiques, la température par exemple, amènent des changements dans la circulation et la composition chimique du milieu organique » : Que deviendra l'infection dans un organisme ainsi lésé? la vaso-dilatation, les phénomènes de stase auront-ils une action nuisible, salutaire, ou indifférente sur le sort des produits solubles? C'est ce que nous avons essayé d'éclaircir. La réponse ne nous semble pas à l'heure actuelle sans un intérêt pratique : les chirurgiens réséquent aujourd'hui et sectionnent le sympathique cervical, des lésions ganglionnaires sympathiques s'observent à la suite de coups, traumatismes, névrites ascendantes, affections médullaires; il serait intéressant de pressentir par l'expérimentation chez les animaux comment et dans quelles mesures ces lésions influent sur l'organisme au cours de l'infection.

Notre manière de procéder est la suivante : Prendre un animal donné, réséquer de chaque côté le sympathique cervical, y compris un ganglion quand la chose est possible, attendre que les résultats de cette opération, faite avec l'antisepsie opératoire nécessaire, permettent la survie de l'animal, puis injecter dans le territoire lésé, en même temps que dans la région symétrique des animaux témoins, une même dose de la même toxine de la diphtérie, étudier chez les uns et les autres les symptômes observés, les lésions constatées, et conclure dans un sens donné.

Nous avons expérimenté à l'aide de la toxine et non du microbe lui-même, parce que le produit ainsi injecté peut être dosé exactement n'étant qu'une substance chimique inerte, tandis que le microbe aurait pullulé dans l'organisme; en opérant ainsi nous nous sommes placé dans les conditions déterminées pour le prix Pourat, c'est ce qui nous engage à présenter ce travail malgré sa modestie.

Pourquoi avoir donné la préférence à la toxine diphtérique? Parce qu'avec elle nous nous rapprochons plus étroitement des faits cliniques;

le bacille de Lœffler n'agit que par ses toxines, il est plus fréquemment rencontré dans la pratique que celui de Nicolaïer qui jouit des mêmes propriétés; il est donc plus facile à obtenir et plus à la portée de nos ressources (1).

1ᵉʳ POINT

Les lésions du sympathique influent-elles sur la pénétration de la toxine dans l'organisme?

Si les lésions sympathiques influent sur la pénétration de la toxine diphtérique, il y aura chez les animaux observés des modifications dans les symptômes observés, dans leur durée, en un mot dans la marche de l'intoxication et dans le résultat final de l'expérience. L'étude comparative des inoculations sur des animaux lésés et sur des animaux intacts va nous renseigner.

1ʳᵉ Expérience. — 8 cobayes : 4 sont sympathectomisés, 4 sont sains; inoculation dans le tissu cellulaire de la base du pavillon de l'oreille de 1/10ᵉ de centimètre cube de bouillon filtré d'une culture en ballon de Fernbach de bacille de Lœffler âgée de 22 jours.

Les animaux observés se présentent dans l'ordre suivant :

1ᵉʳ Cobaye ♂ non sympathectomisé, poids 660 grammes.

Apparition des premiers symptômes 16 heures après l'inoculation. L'animal refuse de manger; ascension de température, puis abaissement, il se pelotonne dans un coin, crie quand on le touche, diarrhée, paralysie du train postérieur, puis généralisation et mort à la 23ᵉ heure.

2° Cobaye ♀ sympathectomisé, poids 508 gr.

Apparition des premiers symptômes 16 h. 30' après l'inoculation; mort 23 h. 15' après l'inoculation.

(1) En publiant ces pages, avec l'autorisation de l'Académie de médecine qui a bien voulu leur attribuer le prix Pourat, nous sommes heureux de sortir de la réserve imposée par les conditions du concours en remerciant nos préparateurs, MM. Brénac et Mortegoutte, étudiants, de l'aide précieuse et soutenue qu'ils nous ont successivement apportée.

3e Cobaye ♀ sympathectomisé, poids 515 gr.

Apparition des premiers symptômes après 18 h.; mort à la 25e heure.

4e Cobaye ♀ non sympathectomisé, poids 338 gr.

Apparition des premiers symptômes après 18 h. 15'; mort à 25 h. 20'.

5e Cobaye ♂ sympathectomisé, poids 655 gr.

Apparition des premiers symptômes 18 h. 30'; mort 25 h. 40'.

6e Cobaye ♀ non sympathectomisé, poids 530 gr.

Apparition des premiers symptômes 18 h. 45'; mort 25 h. 55'.

7e Cobaye ♀ non sympathectomisé, poids 540 gr.

Apparition des premiers symptômes 19 h. 10'; mort 27 h.

8e Cobaye ♀ sympathectomisé, poids 575 gr.

Apparition des premiers symptômes 19 h.; mort 27 h. 20'.

Les cobayes ayant subi la résection du sympathique sont morts dans l'ordre suivant : 2, 3, 5, 8.

Ceux non sympathectomisés : 1, 4, 6, 7.

L'apparition des premiers symptômes s'est faite chez les premiers après 72 h., chez les seconds en 72 h. 10'. La survie moyenne des opérés fut de 101 h. 55', et celle des non opérés de 101 h. 15'. La survie chez les premiers a donc dépassé de 40 minutes celle des seconds. Nous pouvons rappeler ce fait que le poids joue un grand rôle dans la résistance organique pour une même quantité de toxine. Or dans notre expérience le poids des animaux sympathectomisés est supérieur à celui des autres; c'est le lot des animaux les plus lourds qui a résisté le plus longuement.

Nous avons du reste poursuivi nos recherches, mais nous nous sommes adressé à un animal sur lequel l'intervention opératoire était plus facile, c'est-à-dire le lapin; la résection du sympathique, très délicate chez le cobaye, nous avait causé de nombreux mécomptes.

2e Expérience. — Inoculation pratiquée sur 8 lapins. Quatre sont opérés et quatre témoins. Chaque animal reçoit 1 centimètre cube de bouillon filtré d'une culture en ballon de Fernbach de bacille de Lœffler âgée de 26 jours. Les animaux ont été notés dans l'ordre où ils ont succombé qui est le suivant :

1er Lapin sympathectomisé, poids 1,674 gr.

Apparition des symptômes ordinaires en 45 h.; mort après 46 h.

Nous ne détaillons pas les symptômes observés qui sont classiques, pour ne pas allonger inutilement ces énumérations.

2e Lapin non sympathectomisé, poids 1,568 gr.
Apparition des premiers symptômes en 45 h.; mort en 51 h.

3e Lapin sympathectomisé, poids 1,375 gr.
Apparition des premiers symptômes 45 h. 15'; mort en 51 h. 10.

4e Lapin non sympathectomisé, poids 1,660 gr.
Apparition des premiers symptômes 45 h. 15'; mort en 51 h. 20.

5e Lapin sympathectomisé, poids 1,640 gr.
Apparition des premiers symptômes 45 h. 40'; mort en 51 h. 50.

6e Lapin sympathectomisé, poids 1,670 gr.
Apparition des premiers symptômes 46 h. 05'; mort en 52 h.

7e Lapin non sympathectomisé, poids 1,645 gr.
Apparition des premiers symptômes 46 h. 15'; mort en 52 h. 07'.

8e Lapin non sympathectomisé, poids 1,660 gr.
Apparition des premiers symptômes 46 h. 22'; mort en 55 h. 30'.

Dans cette deuxième expérience, les animaux opérés succombent dans l'ordre suivant : 1, 3, 5, 6, les animaux non opérés 2, 4, 7, 8. L'apparition des premiers symptômes chez les opérés a été notée après 177 h., chez les témoins 182 h. 52'.

La survie des premiers a été de 201 h., celle des seconds 206 h. 57'. D'autre part, le lot des animaux opérés était de 6,359 gr. et celui des témoins 6,537 gr.; nous constaterons que les animaux sympathectomisés ont succombé les premiers, mais que leur poids était moindre que celui des témoins.

3e Expérience. — Inoculation de 6 lapins dont 3 opérés. Comme les précédents inoculés par 1 centimètre cube de bouillon filtré d'une culture de Lœffler âgée de 26 jours en ballon de Fernbach et très virulente.

1er Lapin sympathectomisé, poids 1,030 gr.
Apparition des premiers symptômes en 17 h.; mort en 22 h.

2e Lapin non sympathectomisé, poids 1,075 gr.
Apparition des premiers symptômes en 17 h. 30'; mort en 24 h.

3e Lapin sympathectomisé, poids 1,280 gr.
Apparition des premiers symptômes en 18 h. 50'; mort en 29 h.

4e Lapin non sympathectomisé, poids 1,250 gr.
Apparition des premiers symptômes en 18 h. 20'; mort en 30 h.

5° Lapin non sympathectomisé, poids 1,470 gr.

Apparition des premiers symptômes en 18 h. 40'; mort en 32 h.

6° Lapin sympathectomisé, poids 1,430 gr.

Apparition des premiers symptômes en 19 h. 10'; mort en 33 h.

Le lot des animaux opérés pesant 3,740 gr. était inférieur de 45 gr. au lot des témoins, la durée de survie a été de 84 h. pour les premiers et 86 h. pour les seconds. D'autre part, les premiers symptômes ont été notés chez les premiers 55 h. après l'inoculation et chez les seconds 30 minutes plus tôt. Ces différences sont assez sensibles pour être notées.

4° Expérience. — Inoculation de 6 lapins dont 3 sympathectomisés et 3 témoins par 1 centimètre cube de bouillon filtré de la même culture que ci-dessus âgée de 28 jours.

1er Lapin sympathectomisé, poids 1,230 gr.

Apparition des premiers symptômes à la 10° heure; mort en 14 h. 30'.

2° Lapin non sympathectomisé, poids 1,300 gr.

Apparition des premiers symptômes en 10 h. 45'; mort en 15 h. 30'.

3° Lapin sympathectomisé, poids 1,310 gr.

Apparition des premiers symptômes en 11 h. 10; mort en 17 h. 40'.

4° Lapin non sympathectomisé, poids 1,300 gr.

Apparition des premiers symptômes en 11 h. 15'; mort en 18 h.

5° Lapin non sympathectomisé, poids 1,228 gr.

Apparition des premiers symptômes en 12 h. 30'; mort en 19 h. 40'.

6° Lapin sympathectomisé, poids, 1,480 gr.

Apparition des premiers symptômes en 18 h.; mort en 25 h. 10'.

Les résultats de cette expérience sont donc les suivants : le lot des animaux sympathectomisés a succombé en 57 h. 20'; le lot des animaux non opérés en 53 h. 10'. Si nous prenons les moyennes de part et d'autre, les poids respectifs étaient de 4,020 gr. pour le premier lot et de 3,828 gr. pour le deuxième lot.

Pour enlever toute complication provenant du poids et pour asseoir des conclusions sur une base solide, nous avons donc, dans une dernière recherche, choisi deux lots de sujets pesant le même poids et dont les écarts individuels deux par deux étaient très faibles. De plus, nous avons dilué la toxine (prise comme précédemment à la dose active de 1 centimètre cube) dans trois fois son volume de bouillon afin de diminuer légèrement la quantité chez les animaux plus faibles. Par tâtonnement nous avons diminué de 1/10e de centimètre cube de toxine active par différence de 100 grammes d'animal. L'expérience est donc ainsi présentée :

5e Expérience. — 8 lapins : premier lot sympathectomisé, du poids total de 6,850 gr.; deuxième lot non sympathectomisé, 6,850 gr.; les animaux succombent dans l'ordre suivant :

1er Lapin, non sympathectomisé, poids 1,400 gr.
Apparition des premiers symptômes en 7 h.; mort à la 12e heure.

2e Lapin, sympathectomisé, poids 1,440 gr.
Apparition des premiers symptômes en 9 h.; mort en 12 h. 20'.

3e Lapin, sympathectomisé, poids 1,780 gr.
Apparition des premiers symptômes en 9 h. 10'; mort en 12 h. 30'.

4e Lapin, non sympathectomisé, poids 1,785 gr.
Apparition des premiers symptômes en 8 h. 40'; mort en 12 h. 40'.

5e Lapin, sympathectomisé, poids 1,810 gr.
Apparition des premiers symptômes en 9 h. 10'; mort en 12 h. 55'.

6e Lapin, non sympathectomisé, poids 1,800 gr.
Apparition des premiers symptômes en 9 h. 30'; mort en 13 h. 10'.

7e Lapin, sympathectomisé, poids 1,820 gr.
Apparition des premiers symptômes en 9 h. 30'; mort en 13 h. 25'.

8e Lapin, non sympathectomisé, poids 1,804 gr.
Apparition des premiers symptômes en 9 h. 50; mort en 14 h.

Au résumé :

Apparition des premiers symptômes chez les mutilés en 35 h.; chez les animaux intacts en 36 h. 50'.

Mort des premiers, 51 h. 10'; des seconds, 51 h. 50'.

La question de poids ne peut jouer aucun rôle dans la différence d'un lot à l'autre pour le double motif que les poids sont égaux, et que dans la répartition individuelle de la toxine il a été tenu compte de cette inégalité comme nous l'avons dit plus haut.

En détaillant davantage le résultat, nous pouvons constater que de deux lapins le même poids VG : 3 et 4, ou de deux lapins ayant entre eux une très faible différence VG : 5 et 8, 7 et 8, celui qui a subi la résection du sympathique succombe toujours le premier.

Et pour essayer une première conclusion, résumons en un tableau ci-contre le résultat de toutes les inoculations faites portant sur trente-six animaux. Les variations individuelles de virulence de chaque toxine nous sont un gage de plus de notre exactitude de méthode puisque les proportions sont restées sensiblement les mêmes pour les toxines un peu plus faibles et pour celles très virulentes.

Animaux non sympathectomisés

EXPÉRIENCES	Nos	POIDS	HEURE D'APPARITION des 1ers SYMPTÔMES	HEURE de LA MORT	DIFFÉRENCE entre LES DEUX
Cobayes : 1re E.	1	666 gr.	16	23	7
	4	338 gr.	18,15'	25,30'	7,15'
	6	530 gr.	18,45'	25,55'	7,10'
	7	540 gr.	19,10'	27	7,50'
Lapins : 2e E.	2	1,568 gr.	45	51	6
	4	1,660 gr.	45,15'	51,20'	6,05'
	7	1,645 gr.	46,15'	52,07'	5,52'
	8	1,664 gr.	46,22'	52,30'	6,08'
3e E.	2	1,075 gr.	17	24	7
	4	1,250 gr.	18,20'	30	11,40'
	5	1,470 gr.	18,40'	32	13,20'
4e E.	2	1,300 gr.	10,45'	15,30'	4,45'
	4	1,300 gr.	11,15'	18	6,45'
	5	1,288 gr.	12,30'	19,40'	7,10'
5e E.	1	1,400 gr.	7	12	5
	4	1,785 gr.	8 40'	12,40'	4
	6	1,800 gr.	9,30'	13,10'	3,40'
	8	1,804 gr.	9,50'	14	4,10'
Totaux. . . .	18	23,019 gr.	374,32'	499,20'	119,50'

Animaux sympathectomisés

EXPÉRIENCES	Nᵒˢ	POIDS	HEURE D'APPARITION des 1ᵉʳˢ SYMPTÔMES	HEURE de LA MORT	DIFFÉRENCE entre LES DEUX
Cobayes : 1ʳᵉ E.	2	508 gr.	16,30'	23,15'	6,45'
	3	515 gr.	18	25	7
	5	655 gr.	18,30'	25,40'	7,10'
	8	575 gr.	19	27,20'	8,20'
Lapins : 2ᵉ E.	1	1,674 gr.	40	46	6
	3	1,375 gr.	45,15'	51,10'	5,55'
	5	1,640 gr.	45,40'	51,50'	6,10'
	6	1,670 gr.	46,05'	52	5,55'
3ᵉ E.	1	1,030 gr.	17	22	5
	3	1,280 gr.	18,50'	29	10,10'
	6	1,430 gr.	19,10'	33	13,50'
4ᵉ E.	1	1,230 gr.	10	14,30'	4,30'
	3	1,310 gr.	11,10'	17,40'	6,30'
	6	1,480 gr.	18	25,10'	7,10'
5ᵉ E.	2	1,440 gr.	9	12,20'	3,20'
	3	1,780 gr.	9,10'	12,30'	3,20'
	5	1,810 gr.	9,10'	12,55'	3,45'
	7	1,820 gr.	9,30'	13,25'	3,55'
Totaux. . . .	18	23,222 gr.	372	494,45'	114,45'

Du total de ces chiffres portant sur 36 inoculations dans des conditions identiques d'hygiène extérieure et d'alimentation nous pouvons conclure :

1º Les animaux n'ayant pas subi la résection du sympathique en un point donné, atteignent une survie plus longue que les animaux sympathectomisés (499 h. 20' au lieu de 494 h. 45').

2º Cette différence subsiste bien que dans la totalité le poids des animaux opérés ait été supérieur à celui des animaux témoins. En ne considérant que les animaux sympathectomisés, l'opération pratiquée ne modifie pas ce fait reconnu que, pour une même quantité de toxine, la résistance de l'animal est proportionnelle au poids et à l'âge ; les plus jeunes et les moins lourds succombent les premiers.

3° Malgré les modifications circulatoires créées par la stase sanguine occasionnée par le traumatisme nerveux, la toxine pénètre assez vite pour que les premiers symptômes se manifestent chez les opérés avant de se manifester chez les témoins (372 h. au lieu de 374 h.)

4° Les animaux opérés résistent moins longtemps que les autres ; je veux dire par là qu'entre l'apparition des symptômes et la mort de l'animal il s'écoule un temps moindre que chez les animaux non opérés (114 h. 45' au lieu de 109 h. 50'). Non seulement l'incubation est plus courte mais la durée de l'infection est plus courte aussi.

2ᵉ POINT

Les lésions causées par la toxine du bacille de Lœffler sont-elles modifiées par le traumatisme dont le sympathique est le siège ?

Pour étudier ce second point nous avons fait tout d'abord l'autopsie de nos sujets. A l'œil nu, nous avons observé les lésions suivantes :

Congestions viscérales : foie, rate, intestin, ce dernier siège de fréquentes ecchymoses. Quelquefois léger épanchement pleural, une fois épanchement péricardique, poumon œdémateux surtout chez le cobaye ; pas de dégénérescence des viscères. Moelle épinière sans lésions appréciables, encéphale un peu congestionné. Les reins sont également congestionnés et l'urine des lapins de l'expérience 3 que nous avons analysée, contenait des traces d'albumine avec dépôt épithélial à la 12ᵉ heure après l'inoculation.

Nous avons poursuivi l'étude microscopique des divers organes pour rechercher si quelque détail histologique nous permettrait de différencier les uns des autres. Six de nos animaux pris au hasard et par parts égales entre les sympathectomisés et les témoins ont été l'objet de ce mode de recherche. Durcissement des coupes prélevées, inclusion à la paraffine ont été les phases successives de notre second travail. Nous ne parlerons que de la dernière : l'étude microscopique.

Pour en exposer les résultats nous avons eu un instant la pensée d'en présenter les photographies ou la reproduction par dessin. Cette présentation n'aurait rien ajouté à la valeur de nos recherches et nous y avons renoncé. Nous nous bornerons donc à énumérer les lésions en laissant à la disposition des juges quelques coupes de celles que nous avons pratiquées.

A côté des coupes pathologiques, nous mettons des coupes pratiquées sur des organes normaux de lapins sains. C'est par comparaison que nous avons jugé.

Coupe n° 1. — Nerf de la région cervicale du lapin sympathectomisé (coloration hématéine-éosine).

Gaine lamelleuse et tissu conjonctif périfasciculaire normaux, sans prolifération ; il en est de même du tissu interfasciculaire ; les faisceaux nerveux ne semblent pas altérés dans leur constitution propre (cylindre axe). Nous notons des lésions vasculaires :

Hémorragies du tissu interfasciculaire, hémorragie du tissu périfasciculaire, vaisseaux élargis, dilatés, épanchements sanguins reconnaissables par places.

Coupe n° 2. — La même chez un lapin non sympathectomisé. Les lésions sont identiques aux précédentes dans les diverses coupes réunies sous la même lamelle ; même intégrité nerveuse et interstitielle, mêmes lésions hémorragiques.

Coupe n° 3. — Moelle épinière normale de lapin.

Coupe n° 4. — Moelle épinière de lapin inoculé et non sympathectomisé. Déformée et tiraillée par préparation sans lésion de la substance grise, de la substance blanche ou du tissu vasculaire.

Coupe n° 5. — Moelle épinière de lapin inoculé et sympathectomisé ; même coloration, même aspect, pas de lésion à noter.

Coupe n° 6. — Rein normal de lapin. Hématéine-éosine.

Coupe n° 7. — Rein de lapin inoculé et non sympathectomisé, paquet glomérulaire un peu petit. Cellules de la capsule de Bowman légèrement desquamées.

Tubes gonflés par cellules volumineuses dont noyaux bien colorés, de ci de là desquamation superficielle qui obstrue les tubes ; pas de dégénérescence.

Vaisseaux à paroi légèrement épaissie ; lumière emplie de globules rouges ; tissu interstitiel normal.

Au résumé néphrite épithéliale légère.

Coupe n° 8. — Rein de lapin inoculé et sympathectomisé ; lésions beaucoup moins accentuées et moins nettes, la coupe étant au picro-carmin, les noyaux sont moins visibles que par double coloration ; tubes un peu moins desquamés, lumière moins oblitérée par gonflement des cellules, congestion vasculaire presque identique.

Coupe n° 9. — Endocarde normal de lapin (hématéine-éosine).

Coupe n° 10. — Endocarde de lapin non sympathectomisé.

Fibres normales, noyaux cellulaires bien colorés, pas de segmentation. Par places, exsudats sanguins de coloration jaunâtre, vaisseaux dilatés.

Tissu interstitiel normal.

En résumé, pas de lésions d'endocardite nettes, mais congestion légère.

Coupe n° 11. — Endocarde de lapin sympathectomisé.

Coloration picro-carmin. Nous notons également l'absence de lésions.

Coupe n° 12. — Poumon de lapin normal.

Coupe n° 13. — Poumon de lapin non sympathectomisé.

Alvéoles très grandes et vides ; parois légèrement épaissies et infiltrées de leucocytes ; bronches remplies d'exsudats fibrineux diffus ; parois épaissies et infiltrées.

Vaisseaux agrandis contenant globules rouges et globules blancs.

Ce qui traduit : bronchite et congestion légères, diapédèse.

Coupe n° 14. — Poumon de lapin sympathectomisé.

Alvéoles moins distendues, moins infiltrées ; bronches avec exsudat fibrineux léger ; vaisseaux plutôt moins élargis ; globules blancs et rouges.

La différence à noter avec la précédente est que les lésions sont beaucoup moins accentuées.

Coupe n° 15. — Foie normal de lapin.

Coupe n° 16. — Foie de lapin non sympathectomisé.

Cellules volumineuses, gonflées, à bords légèrement déchiquetés, un peu pâles.

Espaces inter-trabéculaires remplis d'un exsudat fibrineux.

Espaces portes, capillaires biliaires normaux ; artères congestionnées, congestion surtout visible au niveau des veines portes dilatées et remplies de sang. Ces veines sont partout volumineuses et remplies d'exsudats sanguins.

Veines sus-hépatiques normales.

Par places, le tissu hépatique est infiltré d'un tissu conjonctif aréolaire renfermant quelques cellules conjonctives embryonnaires et d'abondants leucocytes. Nous avons rencontré ce détail deux fois.

Coupe n° 17. — Foié de lapin sympathectomisé.

Cellules semblent moins diffuses, espaces inter-trabéculaires de calibre normal. Dans l'ensemble, l'aspect du lobule hépatique est plus appréciable.

Espaces portes, capillaires biliaires normaux; artères congestionnées, veines portes dilatées, comme dans la coupe précédente, remplies de sang et d'exsudat.

Veines sus-hépatiques sensiblement normales.

Pas d'infiltration, comme dans les coupes comparatives, par du tissu conjonctif avec exsudat inflammatoire et lésions de congestion moins marquées.

Coupe n° 18. — Rate de lapin normal.

Coupe n° 19. — Rate de lapin sympathectomisé présentant le même aspect que la rate non sympathectomisée que nous ne présentons pas.

Tissu conjonctif peu abondant, division en îlots très nets. Corpuscules de Malpighi bien visibles, vaisseaux dilatés, gorgés de sang. Congestion intense.

Pour résumer notre appréciation, il y a quelques différences légères observées dans les lésions, au préjudice des organes des animaux témoins. Les animaux opérés ont, le plus souvent, des lésions moindres, moins étendues et moins profondes. La lésion du sympathique, si on s'en rapportait à cet examen, serait donc la cause de lésions moins étendues.

A la réflexion, il vient une interprétation beaucoup plus naturelle et incontestablement juste.

Les animaux sympathectomisés ont succombé dans un laps de temps plus court que les autres.

Les lésions d'animaux morts en douze heures ne peuvent être mises en parallèle avec celles de sujets ayant survécu cinquante heures, comme les conditions de notre expérience l'ont réalisé. La destruction des organes, la désorganisation des cellules et des parenchymes demandent un certain temps pour se produire; dans les cas où l'intoxication a été très prompte ces altérations anatomiques n'ont pas eu le temps de se produire.

Nous ne voulons donc conclure, de ces recherches, que le point suivant :

Les animaux sympathectomisés ayant succombé dans un temps plus court que les animaux témoins présentent des lésions moindres. Celles-ci ne peuvent donc, par leur plus ou moins d'intensité, expliquer la rapidité de la mort des sujets.

3e POINT

Les lésions du sympathique influent-elles sur la défense organique ?

Du premier point étudié ressort ce fait que les animaux sympathectomisés succombent avant les animaux sains. Du deuxième, nous retenons ce fait que les lésions sont moins prononcées, pourquoi donc l'organisme lésé succombe-t-il le premier ?

Il y a quelques années, on se servait de la locution « créer un lieu de moindre résistance », et cette explication énigmatique suffisait : depuis qu'on a élucidé les moyens de la résistance de l'organisme dans ses diverses phases, on peut se demander comment se produit cet affaiblissement de la défense organique.

L'élaboration des antitoxines, la réaction phagocytaire en sont les agents normaux; plus les leucocytes abondent pour englober l'agent infectieux et déverser les antitoxines dans le courant circulatoire et plus la victoire de l'organisme est assurée. Cette théorie, aujourd'hui admise par le plus grand nombre, est due à Metchnikoff. Les lésions du sympathique influeront-elles sur la résistance finale par une diminution de l'afflux leucocytaire, par une modification dans la nature de ceux-ci ? Nous aurions ainsi l'explication de la diminution de résistance organique.

Pour étudier ce phénomène, nous avons procédé de la manière suivante :

Inoculer deux lapins avec la même dose de la même toxine, après avoir pratiqué la numération des globules et des leucocytes, puis recompter de nouveau quelques heures après l'injection.

Pour mettre en relief les diverses variétés de leucocytes, nous avons coloré chaque préparation à l'éosine et au bleu de méthylène ; pour faciliter la recherche des globules blancs, nous avons coloré par l'iode le sang recueilli ; les globules rouges deviennent jaunes, les blancs restent incolores.

Pour pratiquer la numération, nous nous sommes servi d'un procédé imité de l'hématimètre d'Hayem-Nachet. Il n'a pas la précision scientifique de ce dernier, mais puisque nous ne reconnaissons de valeur à nos chiffres que par comparaison d'un animal à l'autre et de l'état sain à celui qui suit de quelques heures une intoxication mortelle, les causes d'erreur qui peuvent se glisser sont les mêmes et n'infirment pas les résultats obtenus. Nous n'estimons donc pas qu'un de nos chiffres a une valeur absolue ; quand nous écrivons le total des globules rouges ou blancs, nous ne voulons pas, bien que cela puisse être vrai, affirmer que c'est le chiffre réel et total de l'organisme animal en expérience, mais celui obtenu par notre manipulation, qui n'a de valeur que comparé à celui qui le précède ou l'accompagne.

Nous avons, à l'aide des pipettes de l'hématimètre Hayem-Nachet, pratiqué la dilution du sang de nos animaux comme pour l'hématimétrie humaine ; puis nous avons, à l'aide d'un compte-gouttes exactement calibré, déversé une goutte de la dilution ainsi obtenue dans une petite cellule artificiellement délimitée sur une lame de verre par un petit cercle de bitume de Judée. Tous les petits cercles, faits avec la même tournette, dont le diamètre était exactement le même, ont ainsi déterminé des petites cellules compte-globules identiques. C'est dans ces cupules, recouvertes d'une lamelle, que nous avons, avec ou sans coloration, compté nos différents éléments.

La numération a été faite à l'aide du système optique et du verre quadrillé de l'hématimètre H.-N.

Nos résultats, par millimètre cube, sont donc assez exactement comparables entre eux ; les voici en détail :

1re Expérience. — Lapin mâle sain, poids de 1.560 grammes.

Numération sans coloration :

	Globules rouges	Globules blancs
	1.340.500	1.342
Douze heures après l'inoculation :		
	997.500	1.560
Différence en moins	343.000	Augmentation.. 218

Une coloration au bleu de méthylène indique à la douzième heure un nombre plus considérable de leucocytes polynucléaires par rapport aux mononucléaires. L'augmentation est proportionnellement plus forte sur les premiers que sur les seconds.

—Lapin mâle sympathectomisé, de 1,413 gr.

Etudié et inoculé en même temps que le précédent.

Numération anté-opératoire :

	Globules rouges	Globules blancs
	1.407.800	1.500
Douze heures après l'inoculation :		
	1.407.600	1.610
Différence en moins	350.000	Augmentation.. 110

Les polynucléaires et mononucléaires semblent, à l'aide de la coloration, en quantités égales.

Un fait qui a attiré notre attention en faisant la piqûre après la douzième heure, a été la différence de coloration du sang ; celui des animaux non sympathectomisés était manifestement plus fluide, plus rose pâle ; avant d'avoir examiné au microscope, l'hémolyse semblait plus intense.

2e Expérience. — Lapin femelle sain, 1,310 gr.

Numération avant l'inoculation :
　　　　Globules rouges 1.703.000　　　Globules blancs 1.570
Quinze heures après l'inoculation :
　　　　Globules rouges 1.245.000　　　Globules blancs 1.890
　　　　Diminution.... 458.000　　　Augmentation.. 320

Les leucocytes polynucléaires paraissent, par rapport aux mononucléaires, comme 3 est à 2.

—Lapin femelle sympathectomisé, 1,340 gr.

Numération anté-opératoire :
　　　　Globules rouges 1.758.000　　　Globules blancs 1.600
Quinze heures après l'inoculation :
　　　　Globules rouges 1.328.000　　　Globules blancs 1.680
　　　　Diminution.... 430.000　　　Augmentation.. 80

Sans différence appréciable des variétés de globules, les mononucléaires et les lymphocytes prédominent. Nous avons fait la remarque au sujet de la fluidité du sang, comme dans l'expérience précédente.

3e Expérience. — Lapin mâle sain, 1,420 gr.

Numération avant l'inoculation :
　　　　Globules rouges... 1.525.000　　　Globules blancs 1.308
Douze heures après l'inoculation :
　　　　Globules rouges... 1.215.000　　　Globules blancs 1.720
　　　　Différence en moins 310.000　　　Augmentation.. 412

Même remarque au sujet des polynucléaires qui semblent prédominer. Beaucoup de lymphocytes également.

—Lapin mâle sympathectomisé, 1,402 gr.

Numération avant l'inoculation :
　　　　Globules rouges... 1.480.000　　　Globules blancs 1.400
Douze heures après l'inoculation :
　　　　Globules rouges... 1.030.000　　　Globules blancs 1.518
　　　　Différence en moins .450.000　　　Augmentation.. 118

Les lymphocytes prédominent ; peu de polynucléaires.

Comme dans les autres expériences, l'anémie semble plus prononcée chez les animaux lésés et l'hyperleucocytose moindre. Nous avons encore opéré trois recherches identiques.

4ᵉ Expérience. — Lapin femelle sain, 1,270 gr.

Numération globulaire avant l'inoculation :

        Globules rouges 1.632.000   Globules blancs 1.100

Douze heures après l'inoculation :

        Globules rouges 1.158.000   Globules blancs 1.870

        Diminution.... 474.000   Augmentation.. 770

Nombreux lymphocytes et polynucléaires.

—Lapin femelle sympathectomisé, 1,285 gr.

Numération globulaire anté-opératoire :

        Globules rouges 1.536.000   Globules blancs 1.280

Douze heures après l'inoculation :

        Globules rouges 1.026.000   Globules blancs 1.340

        Diminution.... 510.000   Augmentation.. 60

Polynucléaires et mononucléaires en nombre sensiblement égal. Même remarque faite sur la fluidité du sang et sa couleur.

5ᵉ Expérience. — Lapin mâle sain, 1,715 gr.

Numération globulaire avant l'inoculation :

        Globules rouges 1.800.200   Globules blancs 1.480

Douze heures après l'inoculation :

        Globules rouges 1.207.000   Globules blancs 2.320

        Diminution.... 593.200   Augmentation.. 840

—Lapin mâle sympathectomisé, 1,702 gr.

Numération globulaire avant l'inoculation :

        Globules rouges 1.790.600   Globules blancs 1.450

Douze heures après l'inoculation :

        Globules rouges 1.286.800   Globules blancs 1.560

        Diminution.... 503.800   Augmentation.. 110

Nous n'avons pas noté de différence aussi marquée dans la coloration du sang que précédemment.

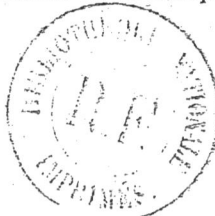

6ᵉ Expérience. — Lapin femelle sain, 1,355 gr.

Numération globulaire avant l'inoculation :
      Globules rouges 1.470.300   Globules blancs 1.230
Douze heures après l'inoculation :
      Globules rouges 1.085.000   Globules blancs 1.620
      Diminution. ... 385.300   Augmentation., 390

—Lapin mâle sympathectomisé, 1,380 gr.

Numération globulaire avant l'inoculation :
      Globules rouges 1.503.700   Globules blancs 1.300
Douze heures après l'inoculation :
      Globules rouges 1.103.500   Globules blancs 1.410
      Diminution. ... 400.200   Augmentation.. 110

L'hémolyse semble plus accentuée chez le lapin opéré.

Nous n'avons pas recherché la fibrine chez nos animaux en expérience, et résumant ces douze nouvelles inoculations, nous obtenons le tableau suivant, duquel nous pourrons tirer quelques déductions.

Douze ou quinze heures après l'inoculation de la toxine, on peut constater une anémie prononcée résultant de la destruction d'un grand nombre de globules sanguins. On peut, de même, constater l'augmentation des globules blancs.

Chez les animaux non sympathectomisés, la diminution des globules rouges est de 2.563.500, soit en moyenne 427.250 par millimètre cube en douze heures.

Chez les animaux sympathectomisés, la diminution dans le même laps de temps est de 2.644.000, soit en moyenne 440.660. Ce chiffre est légèrement supérieur au précédent et permet de dire que, par suite des phénomènes vaso-moteurs, la destruction globulaire se fait plus activement que chez les premiers.

L'examen de la phagocytose nous montre d'abord que chez les animaux opérés l'augmentation des globules blancs est de 2.950, soit 481,6 en moyenne par millimètre cube en douze heures. Ce chiffre est manifestement inférieur à celui noté dans certaines infections microbiennes. Cette infériorité provient de l'emploi de la toxine, au lieu de la présence même du microbe.

Chez les animaux sympathectomisés, cette augmentation est de 598, soit 99,6 par millimètre cube au bout de douze heures. Il y a là une

ANIMAUX SAINS

	Globules rouges				Globules blancs		
	AVANT	APRÈS	DIFFÉRENCE		AVANT	APRÈS	DIFFÉRENCE
1°	1.340.500	997.500	—343.000		1.342	1.560	+218
2°	1.703.000	1.245.000	—458.000		1.570	1.890	+320
3°	1.525.000	1.215.000	—310.000		1.308	1.720	+412
4°	1.632.000	1.158.000	—474.000		1.100	1.870	+770
5°	1.800.200	1.207.000	—593.200		1.480	2.320	+840
6°	1.470.300	1.085.000	—385.300		1.230	1.620	+390
			—2.563.500				+2.950

ANIMAUX OPÉRÉS

	Globules rouges				Globules blancs		
	AVANT	APRÈS	DIFFÉRENCE		AVANT	APRÈS	DIFFÉRENCE
1°	1.407.800	1.107.600	—350.000		1.500	1.610	+110
2°	1.758.000	1.328.000	—430.000		1.600	1.680	+ 80
3°	1.480.000	1.030.000	—450.000		1.400	1.518	+118
4°	1.536.000	1.026.000	—510.000		1.280	1.340	+ 60
5°	1.790.600	1.286.800	—503.800		1.450	1.560	+110
6°	1.503.700	1.103.500	—400.200		1.300	1.410	+110
			—2.644.000				+598

infériorité manifeste par rapport au chiffre des animaux non sympathectomisés. Cette infériorité provient, à n'en pas douter, des phénomènes vaso-moteurs entravés par la section du sympathique d'un côté et l'action réflexe de l'autre. Pour ceux qui se rattachent à la théorie de Metchnikoff, il y a donc, du fait de l'afflux moindre des leucocytes, une production moindre d'antitoxines.

La toxine est donc neutralisée avec moins d'activité que chez les animaux témoins.

Cette cause, jointe à l'anémie plus intense produite chez les premiers, nous explique pourquoi les animaux sympathectomisés succombent les premiers.

Et dans une conclusion générale nous dirons que la lésion du système sympathique favorise l'intoxication de l'animal en expérience qui succombe plus vite, mais dont les lésions histologiques ne sont pas plus accentuées que chez l'animal non lésé.

On constate chez lui une anémie plus prononcée et une leucocytose beaucoup moins abondante que chez l'animal témoin.

Cette anémie et cette hypo-leucocytose, exagérées par les troubles vasculaires dus à la lésion sympathique, expliquent suffisamment pourquoi les animaux succombent les premiers.

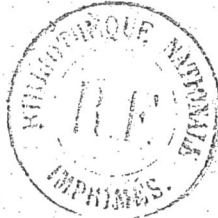

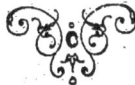

Limoges. — Imprimerie-Librairie, Ducourtieux et Gout, rue des Arènes.